# EXTRAITS

## DES

## EXPÉRIENCES

### DU.

## SOUFRE D'OR

### DE STAHL,

### SUR DIVERSES MALADIES.

## A PARIS,

1789.

# SOUFRE D'OR DE STHAL;

PRÉSENTÉ AU PUBLIC

*PAR*

Le Sieur LE BARBIER DE WEYLAND, petit-Fils de M. STAHL.

---

PROPRIÉTÉS DU SOUFRE D'OR.

---

OBSERVATIONS.

---

MANIERE DE S'EN SERVIR.

---

RÉGIME.

---

RÉSUMÉ.

---

ET PIECES JUSTIFICATIVES.

---

# SOUFRE D'OR
## DE STAHL,
### PRÉSENTÉ AU PUBLIC.

**L**E sieur le Barbier de Weyland, ancien Aide-de-Camp de M. le Comte D*** de M***, Lieutenant-Général des Armées du Roi, &c. a pensé qu'il serviroit encore mieux sa Patrie en reprenant le cours d'une science dont l'humanité trouveroit plus de secours. Le célèbre Stahl de Weyland son aïeul, Professeur & Démonstrateur Royal en Chymie, Conseiller d'Etat, premier Médecin de Fréderic I$^{er}$, Roi de Prusse, si renommé dans les Annales de la Chymie & de la Médecine, lui ayant laissé ses manuscrits, il a puisé dedans la maniere de préparer le Soufre d'Or, agent capable de rendre à la Société souffrante la santé & le bonheur.

La santé, parce qu'il est l'unique qui désobstrue subitement toutes especes d'engorgemens qui occasionnent des maladies très-affligeantes.

Le bonheur, parce qu'il rappelle à la santé d'une maniere permanente & durable.

A 5

## PROPRIÉTÉS DU SOUFRE D'OR.

M. Stahl, inventeur de cet agent, l'a employé avec le plus grand fuccès dans les maladies fuivantes. On verra par les Obfervations ci-après, que des Gens de l'Art très-connus en ont obtenu des cures auffi furprenantes que celles opérées par ce célèbre Médecin, furtout dans toutes celles qui ont pour caufe l'épaiffiffement de la lymphe.

1°.

Les maladies métalliques, accidens caufés par la fonte des métaux, colique de plomb ; les tremblemens de nerfs & la paralyfie des Doreurs fur métaux ; les Etameurs de glace ; les Conftructeurs de barometres, les Chapeliers, les Orfévres, les Fondeurs de cloches, & généralement de toutes perfonnes expofées à l'évaporation du mercure & à la vapeur des métaux.

2°.

Les maladies de la Peau, comme le pian, la teigne, les galles, les dartres de toutes efpeces.

3°.

Les affections fcrophuleufes, dites écrouelles, fiftuleufes ; les ulceres carcinomateux ; les maux de jambes rebelles, &c.

4°.

Les maladies fyphillitiques, invétérées, &c. fcorbutiques, hémorroïdales, telles qu'elles puiffent être, même les accidens occafionnés par une mauvaife adminiftration du mercure.

[ 7 ]

5°.

La paralyfie, les humeurs œdémateufes, engorgemens dès glandes, oftéocope ( douleurs dans les
membres ); gouttes - fciatiques - rhumatifmales ; les
laits répandus; les engorgemens, tant internes qu'ex-
ternes.

6°.

M. Langlois, Médecin de la Faculté de Médecine
de Paris, a guéri un nombre confidérable d'enfans
attaqués de la coqueluche, ce qui lui a fait donner le
furnom de Médecin de la coqueluche.

Telles font les maladies dont la folution s'opere
d'une maniere prompte, fûre & falutaire par le Soufre
d'Or, & dont le fimple énoncé fuffit fans doute pour
lui mériter déformais la confiance publique, l'accueil
& l'empreffement des Gens de l'Art.

La vertu de cet agent eft d'atténuer, de divifer les
humeurs, de débarraffer le fang de ce qui peut lui être
étranger, & à tout ce qui fait obftacle à fa libre cir-
culation; empêche fa coagulation & celui de s'accu-
muler dans les oreillettes du cœur, & d'opérer direc-
tement fur la partie affligée, d'une maniere que l'individu ne s'en trouve point incomrodé; la cure s'opere
par les fonctions ordinaires de la nature, fans échauffer
ni porter plus dans un tems que dans un autre, aux
felles & à la tranfpiration; la crife fe fait ordinaire-
ment par les urines. On l'adminiftre encore avec
efficacité dans les maladies des reins & de la veffie.

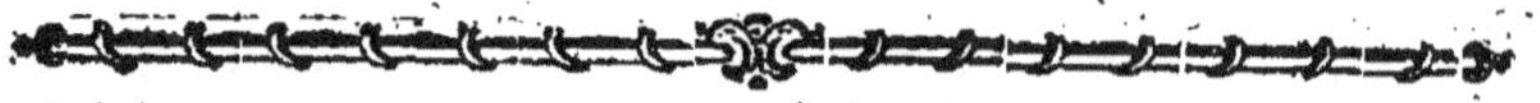

# *OBSERVATIONS.*

Comme il est des tempéramens comme de la différence des individus, on ne doit point s'étonner si l'agent agissoit, soit à pousser aux selles par l'effet de la premiere & deuxieme prises qui pourroient agir comme médecine, c'est que l'individu auroit l'estomac chargé d'humeurs, que l'agent commence à débarrasser pour agir conjointement avec la nature dans l'administration des autres prises.

L'usage de cet agent a prouvé qu'une simple g···· avoit été guérie avec cinq à six prises.

Et la plus compliquée avec neuf à dix.

Ce nombre suffit pour les v······ récentes & légeres.

Et la plus invétérée a cédé à quinze & seize prises.

L'exostose, la carie, &c. &c. sont les symptômes les plus rébelles de cette maladie. Le nombre des prises a été de vingt-quatre à trente, sans recourir à l'application des caustiques ni instrumens tranchans.

Lorsqu'il se trouve des B······, on observera de n'y appliquer aucune emplâtre. S'ils sont nouveaux & dans un état de croissance, l'usage seul du Soufre d'Or les résoudra promptement & en peu de temps. S'ils ont acquis toute leur crue ou grosseur, & qu'ils soient disposés à prendre la voie de la suppuration, le Soufre d'Or accélerera cette suppuration, & ils tomberont d'eux-mêmes en fonte. Dans le cas cependant où l'on verroit qu'ils ne se disposeroient pas à cette suppuration volontaire, il sera à propos d'aider au travail de l'agent par le moyen des cataplasmes émolliens connus.

En cas de maladie du genre ci-dessus, les femmes enceintes peuvent sans risque faire usage de cet agent, au commencement & dans le cours de leur grossesse; l'accouchement sera plus heureux, l'enfant participant au traitement & aux effets du spécifique. Il rétablit les suppressions des lochis accidentels, ainsi que les regles.

Une découverte précieuse & unique pour l'humanité dans l'administration d'innombrables cures, cet agent a fait sortir du corps promptement dans son entier, & vivant, le ver solitaire ou *tenia*, que l'auteur offre aux yeux des curieux qui desireroient le voir. Ce n'est pas dans ce cas le seul exemple qu'il ait opéré sur les maladies vermineuses.

Avant de faire usage du Soufre d'Or, il est bon de prendre pendant trois ou quatre jours, une légere boisson tempérante ou adoucissante, en choisissant dans celles décrites ci-dessus, celles qui passeront bien, & qui conviendront aux facultés de l'estomac. On observera cette même marche dans les jours d'intervalle des prises.

*Nota.* Dans les plaies & autres éruptions cutanées, on se contentera de les laver de tems en tems avec une légere décoction d'orge ou de guimauve, dans laquelle on mettra par chopine d'icelle, deux onces de miel rosat.

## MANIERE DE S'EN SERVIR.

La prife eft une poudre couleur lilas-rofe, d'une odeur de marafquin, fans goût, du poids de neuf grains, dont l'enveloppe eft fignée du nom de l'Auteur en allemand. Cette prife fe prend le matin à jeun, obfervant de faire un foupé très-léger la veille. On la met dans un peu de gelée de grofeille, de confitures, de firop ou de pomme cuite ; ou enfin dans un peu de vin, &c. : immédiatement après l'avoir prife, on boira un verre ordinaire d'eau fucrée, d'orgeat, de bouillons amers, de bouillons gras à moitié fait, ou coupé s'il eft trop fait ; ou bien un verre d'eau de veau ou de poulet, au choix & au goût du malade. Il faut boire pardeffus à raifon des dofes ; c'eft-à-dire, pour la prife entiere, un verre ordinaire d'une des boiffons prefcrites ; un demi-verre pour la demi-prife, &c.

L'expérience a démontré que des perfonnes en préférant de prendre la prife le foir en fe couchant fans avoir foupé, & en buvant pardeffus un verre des boiffons dénommées ci-deffus, & dans l'ordre qui y eft décrit, que cet agent n'a point dérangé le fommeil; & le lendemain il a produit l'effet defiré, en buvant quelques taffes de l'une des boiffons prefcrites, & n'empêche pas de déjeûner avec des chofes faines.

Les adultes prendront la prife entiere. Les perfonnes délicates & d'une foible complexion, partageront les priſes en deux. Pour les enfans depuis un an juſqu'à trois, le quart de la priſe ; depuis trois juſqu'à ſept, le tiers ou la demi-priſe ; & depuis ſept juſqu'à douze, les deux tiers ou la priſe entiere.

Chaque priſe ſe prend par intervalle de deux, de trois ou de quatre jours, au commencement de l'adminiſtration ; & ſur la fin de la maladie, une ſeule priſe par ſemaine ; la derniere à quinze jours de la cure.

Les perſonnes adultes qui prendront les priſes par quart, ne mettront point d'intervalle ; mais par demi-priſe, un jour de délai.

# RÉGIME.

IL faut éviter, en uſant de cet agent, toutes eſpeces de crudités & alimens mal-ſains & de difficile digeſtion, comme ragoûts, pâtiſſeries, viandes ſalées, les liqueurs, les acides & végétaux en coques, tels que haricots, lentilles, &c. Il faut tremper le vin.

On peut vaquer à toutes ſes affaires. Cet agent ne demande point de retenue ni ſujétion, n'occaſionnant aucun déſagrément qui force à garder la chambre.

# RÉSUMÉ.

DANS les innombrables cures, on se borne seulement à rapporter celles faites sur les lieux par les Gens de l'Art.

Sans faire mention d'ailleurs des immenses & heureux effets de cet agent en Suisse, en Italie, en Angleterre, dans l'Electorat de Trèves, dans les Duchés de Wirtemberg & de Baviere ; à Vienne en Autriche & dans les Hôpitaux du Saint-Pere à Avignon, sous l'administration du célébre Docteur Gastaldy.

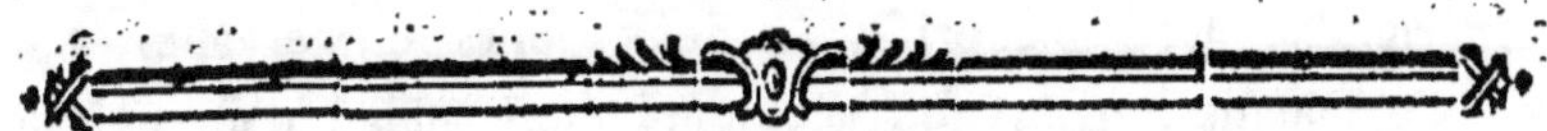

# PIECES JUSTIFICATIVES

*PRÉSENTÉES AU GOUVERNEMENT,*

## SOUS LE MINISTÈRE

### DE MM.

## DE BRIENNES, ARCHEVÊQUE, ET LE Bon DE BRETEUIL.

## Nº. I.

**OBSERVATIONS de M. LANGLOIS,**
*Docteur-Régent de la Faculté de Médecine de Paris.*

1º. La Demoiselle Ch···, dans le Temple, âgée de trente-deux ans, attaquée depuis trois ans d'un squirre à la ratte & d'obstructions au foie & dans les reins, réduite dans un état de marasme, ne pouvant marcher qu'avec grande difficulté & avec des béquilles, a été guérie après avoir fait usage de douze prises du Soufre d'Or, à trois jours d'intervalle ; & tout son corps a pris de l'embonpoint.

Cette malade étoit abandonnée des Gens de l'Art, & avoit reçu tous ses Sacremens.

2º. Le sieur P···, âgé de soixante-six ans, attaqué d'un dépôt de sang dans l'intérieur du corps, occasionné par une chûte, accident qui a produit une maladie très-compliquée : un vomissement continuel, fievre ardente & des douleurs dans les reins, a été guéri de sa maladie, ainsi que de ses anciennes infirmités, avec six prises, à deux jours d'intervalle.

Ce malade, avant son accident, étoit affligé d'un polype dans le nez, d'un catharre & d'une forte surdité ; & depuis l'usage des six prises, il entend très-distinctement.

3°. La Dame M···, âgée de soixante-dix-neuf ans, affligée depuis trente-deux ans d'un lait répandu, souffrant des douleurs dans tous les membres qui en étoient devenus émincés, a été guérie avec neuf prises, à trois jours d'intervalle ; & tout son corps a pris un embonpoint satisfaisant.

4°. Le sieur D···, âgé de vingt-huit ans, attaqué d'une dartre vive & rongeante dans la figure ; & principalement sur la main gauche, a été guéri avec quinze prises, à deux jours d'intervalle.

5°. La femme du sieur L···, âgée de trente-six ans, attaquée depuis quatre ans d'un polype utérin qui lui causoit une perte continuelle, a été guérie avec huit prises, à trois jours d'intervalle.

Cette malade étoit allée à l'Hôtel-Dieu, où on a voulu lui faire l'opération.

6°. Le sieur G···, Suisse de Monseigneur Comte d'Artois, étoit attaqué de fréquens étourdissemens qui le menaçoient d'apoplexie, avec chaleur d'entrailles, palpitations de cœur & gonflement d'estomac. Tous ces symptômes ont disparu avec cinq prises, à trois jours d'intervalle.

7°. Le sieur S··· étoit attaqué d'une fistule dartreuse à l'anus, pour laquelle il avoit déjà subi une première opération, & prêt d'en subir une seconde, a été radicalement guéri avec vingt-deux prises, à deux, à trois & à quatre jours d'intervalle.

Ce malade, par enthousiasme, fit part de sa guérison aux Chirurgiens qui lui avoient administré les remedes infructueusement, & fait la première opération ; ils lui observèrent que sa cruelle maladie pourroit bien ne pas être tout-à-fait détruite, & reparoître par la suite, ce qui le détermina à continuer l'usage du Soufre d'Or pendant deux ans entiers, au nombre de deux cens dix-sept prises. Il s'est marié depuis, & jouit de la meilleure santé.

8°. Le sieur G·····, âgé de soixante-douze ans, d'une complexion délicate, étoit attaqué depuis plusieurs années d'une dartre érésipélateuse avec deux ulceres carcinomateux à la jambe droite, qui le mettoit hors d'état de marcher, a été rétabli avec vingt-quatre prises, à deux & à trois jours d'intervalle ; quoique sa maladie ait été reconnue par les Gens de l'Art comme inguérissable, & menacé de l'amputation.

9°. Le sieur D···· Officier de Dragons, attaqué depuis trois ans d'une douleur de rhumatisme très-cruelle dans le bras droit, duquel il ne pouvoit faire aucun usage, a été guéri avec quatorze prises, à trois jours d'intervalle.

10°. L'épouse du sieur de L···· étoit attaquée depuis cinq ans de cinq ulceres carcinomateux au sein gauche, d'hémorroïdes très-considérables & douloureuses, & d'une paralysie imparfaite à la suite d'une attaque d'apoplexie, qui la tenoit depuis la tête jusqu'aux pieds du côté droit, & la bouche tirée près l'oreille droite & l'œil du même côté paralysé, a été entiérement rétablie & guérie avec vingt-deux prises, à deux, trois & quatre jours d'intervalle. Ses ulceres se font fermés à la dixieme. La bouche, ainsi que l'œil, font revenus dans leur état naturel.

11°. M. de B····, âgé de cinquante-cinq ans, étoit attaqué depuis dix-huit mois d'un asthme convulsif, dont les accès duroient vingt-quatre heures ; dans cette triste situation le malade ne pouvoit ni parler ni prendre aucun aliment, ayant la poitrine très-élevée, la respiration gênée accompagnée d'un sifflement si perçant, qu'on l'entendoit à deux cents pas ; les yeux gros, animés & à fleur de tête ; hors de l'accès, il étoit tourmenté jour & nuit d'une toux seche ; il étoit forcé de se tenir assis dans son lit, ne pouvant se coucher sur le côté droit. Ayant en vain consulté les Facultés de Médecine de Montpellier, de Toulouse, de Pau en Béarn, & quelques Docteurs de celle de Paris, a été soulagé en prenant 17 prises du Soufre d'Or de Stahl, par demi-dose à un & deux jours d'intervalle. A la neuvieme sa toux opiniâtre a cessé, & il a pu se coucher librement sur le côté droit, & depuis six mois il n'a eu aucune attaque décidée, tandis qu'il étoit tourmenté tous les quinze jours.

12°. Le fils du sieur de L···, âgé de douze ans, attaqué d'une dartre croûteuse à la figure, & d'une humeur psorique qui lui couvroit toute la tête, a été guéri avec neuf prises, à deux & trois jours d'intervalle.

13°. Le sieur M····, âgé de trente ans, attaqué depuis dix-huit mois d'une humeur scrophuleuse sous le menton, d'un engorgement considérable aux glandes maxillaires, & d'une roideur très-douloureuse dans le col, a été guéri avec huit prises, à deux jours d'intervalle.

14°. Le sieur F···, âgé de trente-six ans, attaqué subitement d'un relâchement général dans tout le genre nerveux, sans pouvoir faire aucun usage ni mouvement de ses membres, a été entièrement rétabli avec six prises, à deux jours d'intervalle.

15°. La Demoiselle T···, abandonnée des Gens de l'Art, étoit attaquée depuis deux ans d'un ulcere & d'un abcès dans la poitrine, accompagnés d'une fievre lente & d'une toux continuelle, tant le jour que la nuit ; elle vomissoit du pus mêlé de sang tous les matins depuis dix mois ; elle éprouvoit aussi des douleurs lancinantes dans les côtés, & étoit tombée dans un état de consomption & de marasme : a été rétablie & radicalement guérie avec douze prises, à deux, trois & quatre jours d'intervalle.

16°. Le sieur R···, Suisse du Roi au Jardin Royal des Tuileries, avoit un érésipel boutonneux à l'entour des malléoles du pied droit, a été guéri avec trois prises, à deux jours d'intervalle.

17°. La femme du sieur R···, âgée de quarante-cinq ans, attaquée depuis quatre ans d'une colique néphrétique, accompagnée de douleurs continuelles dans les reins, a été guérie avec huit prises, à deux & trois jours d'intervalle.

18°. Mademoiselle R···· éprouvoit depuis quatre ans des vomissemens continuels accompagnés d'affections nerveuses, qui lui causoient des accès convulsifs imitant les accès épileptiques, & réduite dans un état de marasme, a été guérie avec dix-sept prises, à trois & quatre jours d'intervalle.

19°. Le fils du sieur M····, âgé de quatorze ans, attaqué

depuis

depuis cinq ans d'humeurs fcrophuleufes aux deux côtés du col, & les glandes maxillaires confidérablement engorgées, a été guéri avec vingt prifes, à deux, trois & quatre jours d'intervalle.

20°. Une perfonne à Madame VICTOIRE DE FRANCE, éprouvoit de continuels vomiffemens, des naufées, des étourdiffemens, palpitations de cœur, gonflement d'eftomac, d'où réfultoit une mauvaife & laborieufe digeftion, a été guérie de tous ces fymptômes, avec fix prifes, à deux & trois jours d'intervalle.

21°. L'époufe du fieur H····, attaquée depuis deux ans d'un lait répandu qui lui étoit monté à la tête, & qui s'étoit jetté fur les yeux & y avoit formé fur chaque paupiere une loupe de la groffeur d'un œuf de pigeon, accompagné d'une tumeur laiteufe par-tout le corps, a été guérie avec douze prifes.

22°. Mademoifelle C······ étoit attaquée d'un éréfipelle fi confidérable, que tout fon corps ne faifoit qu'une feule plaie, principalement fur les bras & les mains, defquels elle ne pouvoit faire aucun ufage, a été guérie avec huit prifes, à deux jours d'intervalle. A la quatrieme elle a eu les bras & les mains libres.

23°. La femme de la V····, attaquée depuis quatre ans d'un lait répandu qui lui a monté à la tête, & a occafionné une furdité complette; elle éprouvoit des douleurs continuelles dans les jambes, & principalement dans les genoux, a été guérie avec huit prifes. A la cinquieme la furdité a difparu entiérement.

24°. M. le Chevalier de B····, Major d'Infanterie, portoit depuis plufieurs années une dartre polyppeufe qui s'étoit fixée dans le nez, laquelle lui caufoit de tems en tems de cruelles démangeaifons, a été guéri avec huit prifes, à trois jours d'intervalle.

25°. M. le Chanoine de G······, attaqué depuis plufieurs années d'une dartre milliaire, avec de larges plaques flamboyées de couleur pourpre fur toute la poitrine, a été guéri avec huit prifes, à trois jours d'intervalle.

26°. Un Confeiller d'un Prince Souverain, étoit cruellement

attaqué par-tout le corps d'anthrax & clous, & fur les bras, les mains, fur les cuiffes & les jambes, a été radicalement guéri avec trente prifes, à deux, trois & quatre jours d'intervalle.

## N O T A.

On a jugé à propos de ne mettre que le nom des Perfonnes qui ont été attaquées de maladies métalliques.

27°. Le fieur la Foffe, maître Doreur au mate, âgé de quarante-cinq ans, demeurant rue du Cimetiere Saint-Nicolas-des-Champs, maifon du fieur Pâté, marchand Limonadier, attaqué depuis dix mois d'un tremblement convulfif, au point qu'il falloit deux perfonnes pour le tenir pendant l'accès, ayant la langue paralyfée & tout fon corps dans un état de bouffiffure, ne pouvant faire aucun ufage de fes bras ni de fes jambes, & regardé comme perclus de fes membres ; fa femme lui donnoit les alimens comme à un enfant. Cet accident reconnoiffoit pour caufe l'évaporation du mercure, & a été entiérement rétabli & guéri avec douze prifes, à trois & quatre jours d'intervalle.

Ce malade, pendant l'ufage du Soufre d'Or, a remarqué qu'il rendoit, par les felles & les urines, le mercure en nature.

La trifte fituation où fe trouvoit le malade avant l'ufage du Soufre d'Or, eft atteftée de nous d'après les fouffignés, qui favent que c'eft après avoir fait ufage de douze prifes de ce Spécifique, que ledit malade a été guéri radicalement.

Les Sieurs, PECHIGNIER, Bourgeois de Paris, rue de Sartine, N°. 3.

HARRASSE, Maître Doreur fur tous métaux, rue Bailleul, Hôtel de Carignan.

P. LE BLOND, Maître Horloger, rue Saint-Honoré, Barriere des Sergens.

BRÉANT, Maître Horloger, rue Saint-Martin.

BARANÇOURT, Maître Horloger, rue du petit Lion Saint-Sauveur.

Demoifelle BARADON, Maîtreffe Batteufe d'or, rue Saint-Denis.

FONTAINE, Marchand d'Or, Pont-au-Change, au Point du jour.

ZACCONE, Maître Fondeur & acheveur, rue des Cinq-Diamans, maifon du fieur Sejournée.

LAMOUREUX, Marchand Orfevre - Jouaillier & Bijoutier, rue Saint-Denis en face de S. Sauveur.

PATÉ, Marchand Limonadier, rue du Cimetiere Saint-Nicolas-des-Champs.

BAYRET, Marchand Epicier, rue Saint-Martin.

GEOFFROY-COSSE, Marchand Orfevre, rue du Cimetiere Saint-Nicolas-des-Champs.

GAUDIN, Marchand Orfevre, rue du Cimetiere Saint-Nicolas-des-Champs.

CORDIER, Metteur-en-Œuvre, rue du Cimetiere Saint-Nicolas-des-Champs.

BRUNA, Médecin ordinaire du Roi, Médecin du malade avant l'ufage du Soufre d'Or.

LANGLOIS, Docteur-Régent de la Faculté de Médecine en l'Univerfité de Paris.

Lefquels atteftent tous avoir vu & connu ledit fieur la Foffe, Maître Doreur au mate, perclus de tous fes membres, & dans l'état le plus déplorable & le plus défefpéré. Il eft actuellement guéri radicalement, ayant tous fes membres libres, fans reffentir aucun tremblement ; & il eft en état aujourd'hui de travailler comme il faifoit avant la cruelle maladie qu'il a éprouvée.

Ont figné & certifié les Syndics & Députés de la Communauté des Maîtres Doreurs fur métaux, de Paris.

Les Sieurs COCHARD, enclos Saint-Denis-de-la-Chartre.

JACINTE, quai de l'Horloge du Palais.

L'EVESQUE, grande rue de Montmorenci.

FEUCHER, rue de la Feronnerie.

SERVENT, vieille Cour du Palais.

BÉCARD, rue Grenelle Saint-Germain.
VIVIER fils, rue & près l'Égoût Montmartre.
EISENBRANDT, Jardin du Palais-Royal.
GIRARDOT, rue Grénetat.
BRUNA, Médecin ordinaire du Roi.
LANGLOIS, Docteur-Régent de la Faculté
de Médecine de Paris.

28°. Le sieur Déres, Maître Doreur au mate, Cour Saint-Martin, maison du sieur Honi, Marchand Tablettier, attaqué de tremblemens, ne pouvant presque point se servir de ses bras, & ayant beaucoup de difficulté à parler, le tout causé par l'évaportion du mercure, a été guéri avec six prises, à deux & trois jours d'intervalle.

29°. Le sieur de la Rue, Maître Doreur sur métaux, Cloître Saint-Méderic, maison du sieur Agniel, attaqué de tremblement causé par l'évaporation du mercure, a été soulagé avec trois prises.

30°. La veuve Dufour, Maîtresse Doreuse sur métaux, rue Saint-Sauveur, N°. 58, attaquée de tremblement & d'une paralysie sur la langue, causée par l'évaporation du mercure, a été guérie avec cinq prises, à trois jours d'intervalle.

31°. Le sieur Labbé, Maître Doreur sur métaux, rue Beaubourg, attaqué de tremblement & d'une paralysie sur la langue, causée par l'évaporation du mercure, a été guérie avec huit prises, à trois jours d'intervalle.

32°. L'épouse du sieur la Fosse, Maîtresse Doreuse au mate, & sur tous métaux, rue du Cimetiere Saint-Nicolas-des-Champs, maison du sieur Paté, Marchand Limonadier, attaquée de tremblement causé par l'évaporation du mercure, auquel accident s'étoit joint un épanchement de lait, a été guérie avec treize prises, à trois jours d'intervalle, avec l'usage des bouillons amers adouci au sirop d'orgeat.

33°. L'épouse du sieur Labbé, Maîtresse Doreuse sur tous métaux, rue Beaubourg, attaquée de tremblement, causé par l'évaporation du mercure, auquel s'étoit joint un épanchement de lait, a été guérie avec 14 prifes, à trois jours d'intervalle.

Dans l'Expofé ci-deffus, nous n'avons pas cru devoir nommer les individus qui ont reffenti les bons effets de l'ufage que nous leur avons fait faire du Soufre d'Or de Stahl ; les noms & demeures font entre les mains de l'Auteur de ce Spécifique, qui au befoin pourra citer les perfonnes, & chez qui on s'af-furera de la vérité. Nous nous fommes bornés auffi à n'en rapporter qu'un certain nombre, en ce que l'on fera toujours à même par l'ufage du Soufre d'Or, fur-tout, dans toutes les maladies défefpérées que nous avons décrites, & notamment celles qui ont pour caufes l'épaiffiffement de la lymphe. Nous n'avons pas mis de ce nombre les maladies fyphillitiques, que l'on guérit parfaitement par une adminiftration fuivie & enten-due du Soufre d'Or, en en dirigeant les dofes fuivant les cir-conftances, & eû égard à l'âge & au tempérament. Ce traite-ment étant fans contredit auffi fûr qu'il eft doux, les Gens de l'Art n'auront pas de peine à concevoir que par fa qualité fon-dante, il eft fufceptible de détruire ce vice ; la preuve que nous avons acquife ne doit pas refter fous filence. C'eft la juftice que nous devons à l'Auteur actuel de ce Spécifique, & l'hommage que nous rendons à la mémoire du grand Médecin qui en a été l'inventeur.

C'eft d'après toutes ces confidérations que nous fouffigné, Docteur-Régent de la Faculté de Médecine en l'Univerfité de Paris, ancien Profeffeur de matiere Médicale, de Chirurgie, de Phyfiologie & de Pathologie aux Ecoles de ladite Faculté.

Certifions que depuis un an nous ferions ufage du Soufre d'Or de Stahl dans le traitement de différentes maladies, que loin de nous être apperçu du danger qu'il pourroit y avoir de l'adminiftrer, qu'au contraire nous n'avons qu'à nous louer du fuccès obtenu, même dans des cas graves & défefpérés.

C'eft en foi de quoi nous avons figné & arrêté les fufdites Cures & Obfervations, pour valoir ce que de raifon.

*A Paris*, *ce 16 Janvier 1786.*

*Signé* LANGLOIS, D. M. P.

## N°. 2.

Je souffigné, Docteur en Médecine, Médecin ordinaire du Roi, ès Maifons Royales de Bellevue, Meudon, Choify-le-Roi ; ancien Médecin des Armées & des Hôpitaux militaires du roi de Sardaigne, certifie avoir traité & guéri un nombre de malades avec le Soufre d'Or de Stahl : des paralyfies, des rjumatifmes, des tumeurs froides, des ulceres carcinomateux, des maladies métalliques, des dartres, &c. dont ce remede a réuffi, & avec un fuccès inefpéré : En foi de quoi j'ai figné le préfent pour fervir & valoir ce que de raifon.

*A Paris*, *ce 17 Janvier 1786.*

*Signé* B R U N A, D. en M.

## N°. 3.

## *N O T A.*

On croit pouvoir fe permettre feulement ici deux Obferva-tions remarquables par leur nature.

*Prem. Obferv.* La veuve Belleville, Jardiniere du Château Royal de Fontainebleau, étoit réduite dans un état le plus alar-mant. Perclufe de tous fes membres depuis un an, dont le ca-ractere principal paroiffoit être une humeur rhumatifmale & goutteufe, à laquelle s'étoit joint un épanchement de lait, a été guérie avec fix prifes du Soufre d'Or de Stahl, que lui a pro-curé *gratis*, le fieur Lando, Valet-de-pied de Madame Vic-toire de France. Après fa guérifon, elle fe préfenta à Mes-dames pour leur témoigner que tous fes accidens étoient dif-parus comme par enchantement, & qu'elle devoit fon rétablif-fement audit fieur Lando, ce qui fit plaifir à leurs Altesses Royales, & à leurs Médecins & Chirurgiens qui y étoient préfens.

## N°. 4.

*Seconde Obſerv.* Le nommé Polly, de Vienne en Autriche, Piqueur de M. le Baron de Breteuil, Miniſtre d'Etat, avoit une dartre farineuſe ſur la figure, acompagnée d'une loupe qui s'étoit fixée entre les deux yeux, pour laquelle M. de Laſſonne, premier Médecin du Roi, & M. Lorry, Médecin en Cour, furent conſultés, & jugerent de la néceſſité de faire faire l'opé-ration de la loupe ; mais le ſieur Grandjean, célebre Oculiſte, obſerva que cette opération occaſionneroit un accident à la vue, eu égard à la préſence de l'humeur dartreuſe. Le malade effrayé vint trouver l'Auteur du Soufre d'Or, qui lui donna huit priſes *gratis*, qui le guérirent de ſa dartre & de ſa loupe. Cette cure s'eſt opérée ſous les yeux même du Miniſtre.

### N O T A.

M. Bruna, Médecin ordinaire du Roi, a adreſſé un Mé-moire d'Obſervations à M. de Laſſonne, Conſeiller d'Etat, premier Médecin du Roi, en date de Paris le 24 Novembre 1786, du ſuccès prompt & déterminé du Soufre d'Or de Stahl, dont copie eſt ci-après.

## N°. 5.

### OBSERVATIONS de M. BRUNA, &c.

1°. Le fils du ſieur F....., attaqué depuis ſept ans d'hu-meurs froides aux deux mains & aux deux pieds, & avoit à chaque partie deux ulceres carcinomateux, accompagnés d'une fievre lente. Pluſieurs Médecins & Chirurgiens lui avoient ad-miniſtré des remedes infructueuſement ; la mere éplorée de l'état de ſon enfant, me pria de le voir : la ſeconde priſe du Soufre d'Or de Stahl lui emporta la fievre, & ſeize priſes le guérirent radicalement.

2°. Le ſieur D....., affecté depuis pluſieurs années d'un ulcere carcinomateux avec plaies, qui entouroit tout le pied jufqu'au-deffus des malléoles. Après avoir beaucoup confulté & fait inutilement tous les remedes qui lui avoient été ordonnés, a été guéri avec vingt prifes.

3°. Le fieur C······ portoit une tumeur fcrophuleufe qui occupoit tout le bras gauche avec deux ulceres fordides, l'une au *cubitus*, & l'autre au *radius*. Après avoir tenté inutilement plufieurs remedes, il fut conduit à l'Hôtel-Dieu : ceux qui lui furent adminiftrés n'eurent point un fuccès plus heureux. On déclara alors au malade qu'il n'y avoit point d'autre moyen de guérifon que l'amputation. Le malade qui refufa de s'y foumettre vint me trouver ; vingt-quatre prifes fuffirent pour le guérir & déterger fes ulceres entierement.

4°. Le fieur ·····, principal Commis à l'Hôtel Royal de la Pofte, a été guéri, avec dix-huit prifes, d'une dartre rongeante qui occupoit toute la cuiffe depuis le genou jufqu'auprès de l'aîne, qui s'étendoit fur d'autres parties du corps. Plufieurs perfonnes de diftinction ont été guéries de la même maladie.

5°. Ma fille aînée, Religicufe Urfuline à Chambery, âgée de quarante-fix ans, eut des glandes fquirreufes au fein ; le Médecin de la Communauté n'ayant pas réuffi à les fondre, m'envoya un état de la maladie. Dix-huit prifes fuffirent pour la guérir.

6°. Je fus appellé à Choify-le-Roi par la Demoifelle Filleul, Concierge du Château du Roi, pour voir un enfant abandonné. Après plufieurs maladies de coquéluche & de rougeole, dans lefquelles l'enfant avoit perdu beaucoup de fang, il étoit tombé dans une l'encéphlegmatie générale. Quatre prifes divifées en huit le rétablirent entierement, & on a été généralement-furpris de l'effet prompt de ce remede.

7°. La maladie des Doreurs fur métaux avec des tremblemens univerfels & impoffibilité de s'aider d'aucun membre, occafionnés par l'évaporation du mercure, ont été guéris avec cinq, huit, douze & feize prifes.

8°. Des enfans qui avoient la teigne, ont été guéris avec huit, dix & douze prifes.

9°. Je ne peux nommer les perfonnes fans nombre qui étoient attaquées de maladies fyphillitiques, tant récentes qu'invé-

térées, & que j'ai guéries en donnant depuis six jusqu'à vingt &
vingt-quatre prises.

10°. Les paralysies & les rhumatismes, selon mon expérience, ne résistent point à ce salutaire remede, &c. &c.

## N O T A.

Les noms & la demeure des Personnes mentionnées dans
l'Observation ci-dessus, sont entre les mains de l'Auteur du
Soufre d'Or.

*Signé* BRUNA, D. en M.

## N°. 6.

M. de la Bordere, Conseiller d'Etat, Médecin-Consultant de
S. A. R. Monseigneur COMTE D'ARTOIS; de trois guérisons
faites avec le Soufre d'Or, notamment sur son Jardinier attaqué d'une humeur dartreuse qui avoit résisté à tous les remedes,
il a également la connoissance de la guérison de M. le Chevalier
B....., Lieutenant-Colonel, attaqué d'un violent rhumatisme
dans le bras droit depuis plusieurs années.

## N°. 7.

Feu M. de Lassonne, Conseiller d'Etat, premier Médecin
du Roi, a fait administrer sous ses yeux le Soufre d'Or avec le
plus grand succès dans des affections dartreuses & scrophuleuses.

## N°. 8.

M. le Docteur Gastaldy, Médecin du Gouvernement d'Avignon, Comtat Vénaissin, a guéri avec le Soufre d'Or de Stahl,
M. l'Abbé de G...., venant exprès de la Cour de Rome,
pour se faire traiter d'une humeur de dartre d'un caractere
malin; & un autre particulier guéri d'humeurs scrophuleuses.

## N°. 9.

Le R. P. Potentien de la Maison de Charité de Paris, qui
après plusieurs expériences étonnantes par le succès obtenu dans

l'adminiſtration du Soufre d'Or, notamment dans la maladie mé-
tallique, atteſte avoir vu des prodiges de ce remède dans différens cas, où il avoit même jugé les maladies incurables, a adopté
le Soufre d'Or pour être adminiſtré aux malades de ladite Maiſon de Charité. Il a également guéri un Conſeiller au Conſeil
d'Etat du Roi, attaqué d'une dartre vive & rongeante dans la
figure.

*A ſigné* déclaré véritable, POTENTIEN, de la Charité de
Paris.

## Nº. 10.

Le ſieur Aymon dit la Franchiſe, de Bordeaux, âgé de qua-
rante ans, Maître Tailleur de pierre, demeurant à l'Hôtel du
Deſir, fauxbourg Saint-Denis à Paris, attaqué depuis dix-huit
mois de maladie ſcrophuleuſe à la jambe gauche, avec des *ſinus*
fiſtuleux depuis la partie ſupérieure juſqu'aux malléoles, en tout
ſeize ulcères de cette eſpece, accompagés d'une fievre lente, a
été guéri avec douze priſes. Les trois premieres à un jour d'intervalle, dont la premiere lui emporta la fievre; trois à deux
jours d'intervalle, & les ſix autres priſes à trois jours, avec
l'uſage des bouillons amers adoucis avec le ſirop d'orgeat. Ce
malade a été pendant trois mois à l'Hôpital Saint-Louis, & a
déclaré en être ſorti pour éviter l'amputation qu'on devoit lui
faire de cette jambe; c'eſt l'Auteur actuel du Soufre d'Or, qui
a fait la cure ſous les yeux de M. Bertrand aîné, Chirurgien.

*A ſigné* certifié véritable, BERTRAND, Chirurgien de la
Maiſon Militaire du Roi.

## Nº. 11.

## *OBSERVATIONS de M. BRUNA, Médecin ordinaire du Roi.*

1º. Le fils de feu M. Wan H···, de Courtray en Flandre,
âgé de quatorze ans, attaqué dès ſa tendre enfance d'humeur
ſcrophuleuſe depuis le *ſinciput* juſqu'aux malléoles. Ayant fait

inutilement tous les remedes prescrits par les Médecins &
Chirurgien, a été guéri radicalement.

2°. Le sieur P....., attaqué d'humeur scrophuleuse occupant les glandes maxillaires & celles du col, a été guéri radicalement.

3°. Le sieur D....., d'Abbeville en Picardie, a été guéri
d'humeur scrophuleuse.

4°. La fille du sieur M....., a été guérie avec huit prises
d'une humeur scrophuleuse, occupant le col du pied, & un
autre à la premiere phalange du doigt *medius*, avec carie à l'os:
il en est sorti plusieurs esquilles.

5°. Le sieur L....., a été guéri avec vingt-quatre prises,
de deux humeurs scrophuleuses aux deux mains, traitées infructueusement par feu M. Moreau, premier Chirurgien de l'Hôtel-
Dieu, & ensuite par son successeur : la main droite étoit attaquée
de carie.

6°. Le sieur N...., envoyé par le R. P. Potentien de la
Charité, a été guéri d'une humeur scrophuleuse, prenant depuis
la partie supérieure interne du *fœmur* jusqu'à quatre doigts du
genou.

7°. Le sieur F....., chez M. le Marquis de M....., a
été guéri avec vingt-quatre prises, des humeurs scrophuleuses
aux bras & aux jambes.

8°. Le fils de la Dame C....., a été guéri d'humeurs scrophuleuses tout à l'entour des glandes du col.

9°. Mademoiselle de M. M...., rue Mazarine, a été guérie
d'humeurs scrophuleuses.

10°. Le fils de Madame la Marquise de Ch...., ayant été
traité par le Chirurgien de la Maison pendant un an sans succès,
d'une humeur scrophuleuse à la main, Madame sa mere consulta
le P. Potentien, qui lui conseilla l'usage du Soufre d'Or de Stahl.
En vingt-quatre prises M. son fils fut radicalement guéri.

11°. Le sieur N...., Jardinier d'un Seigneur à huit lieues de
Paris, envoyé par le P. Potentien, pour une dartre vive & rongeante, occupant le front, les deux tempes, les bras & les
jambes, a été guéri radicalement en trente-quatre prises, aidé

12°. Le R. Père P••••, de l'Ordre de Clugny, Célestin, a été guéri d'une dartre vive.

13°. Le sieur Mabille, Bijoutier, Doreur au mate & sur métaux, rue de la Calandre, N°. 42, près du Palais, attaqué de tremblemens convulsifs & la langue paralysée. Cet accident reconnoissoit pour cause l'évaporation du mercure, a été guéri avec dix prises.

14°. M. de la F•••••• a été guéri avec six prises, d'une affection dartreuse occupant tout le corps.

Je pourrois faire un ample Recueil des guérisons opérées par ce Spécifique, & notamment les maladies syphillitiques sans nombre guéries radicalement avec le Soufre d'Or de Stahl, dont la plupart avoient résisté à plusieurs différens traitemens.

Les noms & la demeure des Personnes mentionnées dans l'Observation ci-dessus, sont entre les mains de l'Auteur du Soufre d'Or.

*A Paris*, *ce 20 Décembre 1788.*

*Signé* BRUNA. D. M.

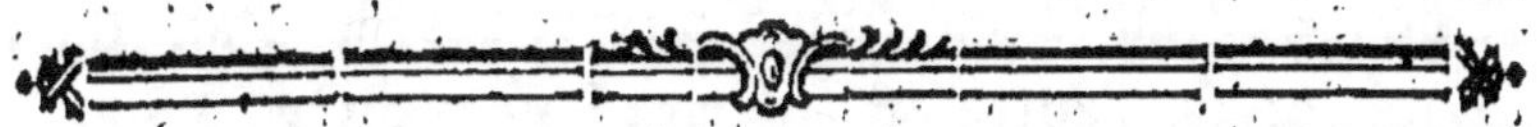

L'Auteur actuel du Soufre d'Or ayant été follicité par les Gens de l'Art, tant Etrangers que de la Capitale, & autres Perfonnes de confidération, qui ont vu ou reffenti les effets de ce Spécifique, à en donner connoiffance au Public, & notamment aux Officiers de Santé, pour que ces derniers, plus à même que tout autre de lui rendre juftice en l'employant dans les maladies défignées, & fur-tout dans celles où les autres moyens de la Médecine auroient échoués. L'Auteur, qui connoît les vues louables des Membres de la Faculté Royale de Médecine, eft perfuadé de la diftinction qu'ils feront du Soufre d'Or de Stahl, d'avec les innombrables remedes d'Empyriques qui inondent la Capitale & le Royaume fous différentes formes, que la Société n'eft malheureufement que trop victime. Les Gens de l'Art, fachant combien les productions Chymiques & Médicales du célèbre Stahl font en vénération, apprécierons les vues du petit-Fils qui agit d'après les opinions de ce Grand-Homme, pour faire part à fes Concitoyens d'un Agent pris dans les formules & les manufcrits de fon Aïeul, dont il eft dépofitaire.

## A V I S.

Pour éviter toute efpece de furprife dans l'ufage du Soufre d'Or de Stahl, on eft averti que chaque prife ou dofe, renfermée dans un petit papier anglois liffé, eft timbré en rouge aux armes de Stahl d'un côté, & de l'autre eft infcrit : Soufre d'Or de Stahl, furmonté d'une étoile, figné en Allemand de l'Auteur, pareille à celle qu'on trouve en tête de la troifieme feuille d'impreffion.

Le Soufre d'Or eft aifément tranfportable par lettre, & ne fe détériore jamais.

La prife, ou dofe, eft fixée à 30 fols, & fe trouve,

______

## A PARIS,

Chez M. BERTRAND l'aîné, Chirurgien de la Maifon Militaire du Roi, ancien Chirurgien de l'Ambulance des Armées de Sa Majefté en Allemagne, rue du fauxbourg Montmartre, au coin de la rue Bergere, maifon d'un Peintre en Équipages, N°, 1.

______

## A AVIGNON,

Chez M. LOUVEL-BEAUREGARD fils, premier Chirurgien du Gouvernement, Comtat Vénaiffin.

______

## A SARREVELINGEN,

*en Empire, près Sarrelouis,*

Chez M. FICKELSCHERER, premier Chirurgien de M. le Comte régnant de Créanche, Prince du Saint-Empire, Chirurgien reçu au College Royal de Chirurgie de Nancy